Shamsher Singh
Sangeeta Singh
Ranbir Singh

Estatuto socioeconómico e factores de risco prevalecentes entre os doentes com DRC

Shamsher Singh
Sangeeta Singh
Ranbir Singh

Estatuto socioeconómico e factores de risco prevalecentes entre os doentes com DRC

Imprint

Any brand names and product names mentioned in this book are subject to trademark, brand or patent protection and are trademarks or registered trademarks of their respective holders. The use of brand names, product names, common names, trade names, product descriptions etc. even without a particular marking in this work is in no way to be construed to mean that such names may be regarded as unrestricted in respect of trademark and brand protection legislation and could thus be used by anyone.

Cover image: www.ingimage.com

This book is a translation from the original published under ISBN 978-620-2-07117-8.

Publisher:
Sciencia Scripts
is a trademark of
Dodo Books Indian Ocean Ltd. and OmniScriptum S.R.L publishing group

120 High Road, East Finchley, London, N2 9ED, United Kingdom
Str. Armeneasca 28/1, office 1, Chisinau MD-2012, Republic of Moldova, Europe
Printed at: see last page
ISBN: 978-620-8-25764-4

ÍNDICE DE CONTEÚDOS

CAPÍTULO 1

INTRODUÇÃO:

A insuficiência renal, também conhecida por insuficiência renal ou insuficiência renal, é uma condição médica de desequilíbrio entre a função renal em que os rins não conseguem filtrar adequadamente os resíduos metabólicos do sangue *(Medline Plus 2013)*. A insuficiência renal é avaliada principalmente por uma diminuição da taxa de filtração glomerular (TFG), que é a taxa a que o sangue é filtrado nos glomérulos do rim. O estado de insuficiência renal é detectado pela diminuição ou ausência de produção de urina ou pela determinação de produtos residuais (ureia e creatinina) no sangue. A doença renal crónica é descrita por uma deterioração progressiva da função renal ao longo do tempo, caracterizada por danos estruturais irreversíveis nos nefrónios existentes. Na insuficiência renal, pode haver um problema de aumento de fluidos no corpo (levando a edema), aumento da acidez, do nível de fosfato e de potássio com diminuição do nível de cálcio. Nas fases mais avançadas, pode surgir anemia e interferir com o crescimento ósseo. A saúde dos ossos também pode ser afetada. Os problemas renais a longo prazo estão associados a um risco acrescido de doenças cardiovasculares (Liao *et al., 2012)*.

A insuficiência renal é uma doença grave associada à mortalidade prematura, reduz a qualidade de vida e aumenta as despesas com os cuidados de saúde. A doença renal é um problema de saúde mundial, estimando-se que 11% da população dos EUA sofra de problemas renais, muitos dos quais não estão diagnosticados. A DRC ocorre sobretudo quando o fornecimento de sangue ao rim é rapidamente interrompido ou quando o rim fica sobrecarregado com a toxina. As fases da doença renal crónica (DRC) podem ser determinadas para todos os indivíduos com base no nível da função renal e são independentes das provas da National Kidney Foundation (NKF). A avaliação da função renal através de métodos qualitativos e quantitativos é uma parte importante da determinação da saúde do doente (levey et al., 2005; stevens et al., 2006). A etiologia da insuficiência renal aguda (IRA) é difícil de compreender porque existem várias causas possíveis (Uchino et al., 2005). A IRA é um problema comum nos doentes hospitalizados, associado a uma elevada taxa de mortalidade de 1,1 milhões em todo o mundo. Os três principais factores comuns associados à IRA são: pré-renal (ou seja, perfusão renal reduzida em tecido parenquimatoso normal), intrínseca (lesão estrutural dos rins) e pós-renal (obstrução das tubas uterinas) (Pruchnicki et al., 2002). Na IRA pré-renal, ocorre hipoperfusão no parênquima renal com ou sem hipotensão arterial sistémica. A hipoperfusão renal com hipotensão arterial sistémica pode ser causada por uma diminuição do volume sanguíneo intravascular ou efetivo que pode ocorrer em pessoas com perda aguda de sangue (hemorragia), desidratação ou hipoalbuminemia (Badr et al., 1988). O próprio rim é danificado no caso da insuficiência renal intrínseca. A insuficiência renal intrínseca é classificada com base nas estruturas lesadas, como a vasculatura renal, os glomérulos e o interstício (Lameire et al., 2004). As causas primárias da doença renal terminal (ESRD) são o interstício, mas este pode ficar gravemente inchado e causar a IRA (WB Saunders et al., 2014). O rim é responsável pela produção de hormonas, necessárias para a síntese de glóbulos vermelhos e para a homeostase do cálcio. O comprometimento da função renal é responsável pela insuficiência renal aguda e pela insuficiência renal crónica e o estado da doença baseia-se no desenvolvimento do curso temporal (Am et al., 1999. K/DOQI clinical practice guidelines).

Tabela 1.1: Estadios da DRC com base na TFGe ml/min/1,73m2

Stage	eGFR ml/min/ 1.73m2	Description	Clinical action plan	Potential complication of decrease GFR
I	≥90	Kidney damage with normal or GFR reduce	Further investigation for CKD	Anemia. Blood pressure rise. Calcium absorption
II	60-89	Kidney damage with GFR	Monitor the kidney function	decrease. Dyslipidemia. Hyperkalemia.
III	30-59	Moderate GFR	BP control Monitor GFR	Hyperparathyroidism. Hypophosphatemia.
IV	15-29	Seve re GFR	For dialysis or transplantation	Left ventricular hypertrophy.
V	<15 or dialysis	Kidney failure	Referral to nephrologist	Metabolic acidosis. Malnutrition potential.

De acordo com a National Kidney Foundation (NKF), os resultados da diálise renal e a iniciativa de qualidade foram formados e a DRC é classificada com base na lesão estrutural dos rins e na alteração do funcionamento da TFG. A identificação e a estimativa da taxa de filtração glomerular são atualmente utilizadas como o marcador completo mais utilizado para a identificação da insuficiência renal (levey et al., 2005). A IRA pós-renal pode ser desenvolvida como consequência de uma obstrução em qualquer local do sistema urinário, desde o túbulo renal até à uretra. Se a obstrução ocorrer na bexiga, o envolvimento de ambos os rins é cada vez maior e revela um nível significativo de IRA (Sica et al., 2000). A DRC, também conhecida como insuficiência renal crónica ou doença renal progressiva, é definida como uma perda crescente de funcionalidade que ocorre ao longo de vários meses a um ano e é caracterizada pela substituição gradual da estrutura renal normal por fibrose intrínseca (Medline plus 2012). A prevalência da DRC é avaliada em quase 19 milhões nos EUA. A taxa de filtração glomerular (TFG) é o parâmetro mais variável que descreve a função renal. A função mais importante dos rins é regular ou manter a homeostase do corpo através da excreção urinária de água, electrólitos não essenciais e algumas substâncias residuais como a ureia, o azoto e as toxinas, etc. (Rahul Karet *et al.*, 1990). Nos rins, os nefrónios trabalham de forma organizada para filtrar, reabsorver e excretar vários solutos e água. O rim é o principal regulador do equilíbrio dos electrólitos e da homeostase ácido-base.

Tabela 1.2: Prevalência dos estágios da DRC:

Stages	Glomerular Filtration Rate (GFR) ml/min/1.73m2	Rate of Incidence
I	$\geq$90	10,500,000
II	60-89	7,100,000
III	30-59	7,600,000
IV	15-29	400,000
V	<15 (include patients on dialysis)	300,000

Devido à ausência de um registo renal, especialmente na população indiana, a etiologia exacta da DRC/DER permanece oculta. Parte-se do princípio de que a nefropatia diabética (14%) é uma das causas mais comuns da DRC/DSR.

Nos últimos dois anos, de acordo com a conferência da sociedade nacional, os dados do SEEK estão a ser apresentados, tendo sido avaliados cerca de 6000 indivíduos adultos em 21 centros de 53 campos comunitários. De acordo com a creatinina sérica e a urina, o exame pôde ser avaliado em 93% dos doentes e este estudo também registou uma taxa de prevalência muito elevada de DRC/ESRD (17,45%) utilizando a fórmula eGFR (Agarwal *et al.*, 2000).

1.1: Epidemiologia

Atualmente, uma grande parte da população sofre de DRC e, consequentemente, necessita de terapia de substituição renal (TSR). A nível mundial, estima-se que 1,1 milhões de pessoas sofram de DRT e necessitem de diálise. Este número pode aumentar a uma taxa de 7% nos próximos anos (http://www.renalreg.com/ 2004). A incidência da ESRD duplicou nos últimos dez anos e prevê-se que atinja 101 doentes por milhão de habitantes no Reino Unido. De acordo com os estudos do National Health and Nutrition, examination Survey (NHANES), relativos a uma população adulta não selecionada, 4,7% dos adultos norte-americanos apresentavam DRC de grau 3 ou superior e 19,2 milhões da população em geral sofriam de DRC. De acordo com os relatórios do Instituto Nacional de Diabetes e Doenças Digestivas e Renais (NIDDK), um em cada dez adultos americanos tem algum nível de doença renal crónica (DRC) nos Estados Unidos e assume-se que a insuficiência renal é a nona principal causa de morte. A incidência de DRC reconhecida em pessoas com 20-64 anos nos Estados Unidos é considerada inferior a 0,5% *(Coresh et al., 2003)*. A taxa de prevalência da insuficiência renal é quase semelhante à de outras doenças crónicas, como a hipertensão, as doenças cardiovasculares e a diabetes mellitus. A taxa de incidência, de acordo com o USRDS (Sistema de dados renais dos Estados Unidos), está a aumentar entre 5% e 10% por ano durante as duas décadas compreendidas entre 1990 e 2000, com o número de doentes a entrar nos cinco estádios (Relatório anual de dados renais. Bethesda, MD 2007).

1.2: Estatuto socioeconómico

O estatuto socioeconómico é utilizado para descobrir ou identificar o número de doentes pertencentes a que classe de insuficiência renal e para diferenciar economicamente com a ajuda da escala de kuppuswami de 1976. Esta escala ajuda a categorizar a situação dos doentes com base na educação, no rendimento mensal e na ocupação. O estatuto socioeconómico (SES) refere-se a uma posição única dentro de uma figura social hierárquica, que é um determinante importante do estado de saúde. Há uma série de escalas que caracterizam a casta, a ocupação, a educação, a propriedade fundiária, a habitação, a exploração agrícola, o poder, a posse de materiais e o tipo de família dos doentes. As escalas são as seguintes: escala de Jalota 1970, escala de Kui Shrestha 1972, escala de Kuppuswamy 1976, escala de Srivastava 1978 e escala de Bhardwaj 2001. O estado de saúde de qualquer país baseia-se no NSE e no rendimento per capita dos cidadãos do país. O NSE é responsável pela decisão sobre a acessibilidade económica e a utilização dos serviços de saúde (Parikh U *et al.,* 1964). O nível de vida baseia-se no seguinte número de itens: tipo de casa própria/alugada, posse de terras agrícolas, terras irrigadas, propriedade de gado, tipo de casa de banho, cozinha separada, combustível utilizado para cozinhar, fonte de iluminação, fonte de água potável e artigos pertencentes à família, como fogão, televisão, telefone, etc. O número de uma variável como o rendimento, a educação e a ocupação do chefe de família não se altera imediatamente com a população diferente por estatuto socioeconómico: Escala de Rahulkar 1960, escala de Udai Parikh 1964 *(Lysaght et al., 2002)*. O nível socioeconómico é um determinante importante da saúde, do estado nutricional, da mortalidade e da morbilidade de um indivíduo e de uma família. O NSE também influencia a acessibilidade, a possibilidade de pagamento, a aceitabilidade e a utilização efectiva dos serviços de saúde disponíveis. Existem muitas escalas para avaliar o NSE que foram validadas nas circunstâncias urbanas e rurais da Índia. Podem também ser aplicadas como instrumento de substituição para avaliar o impacto global dos custos relacionados com os cuidados de saúde, os resultados relacionados com o tratamento e a subsequente reabilitação social dos doentes e das suas famílias. Assim, a avaliação do NSE, que inclui vários domínios, nomeadamente a educação, a profissão, o rendimento mensal, a posse de terras, a participação social, etc. (Aggarwa *et al.*, 2005; Pandey *et al.*, 1970; Kulshrestha et al., 1972; Kuppuswamy B. 1981; Srivastava *et al.*, 1978; Bhardwaj *et al.*, 2001; Kumar *et al.*, 2007). O nível de vida baseia-se no seguinte número de elementos: tipo de casa própria/alugada, posse de terras agrícolas, terras irrigadas, posse de gado, tipo de casa de banho, cozinha separada, combustível utilizado para cozinhar, fonte de iluminação, fonte de água potável e artigos pertencentes à família, como fogão, televisão, telefone, etc. O número de uma variável como o rendimento, a educação e a ocupação do chefe de família não se altera imediatamente com a população diferente por estatuto socioeconómico: Escala de Rahulkar 1960, escala de Udai Parikh 1964 *(Lysaght et al., 2002)*.

CAPÍTULO 2

REVISÃO DA LITERATURA

A DRC é uma perda progressiva da função renal durante um período de meses ou anos. Os sintomas que se produzem após o agravamento da função renal não são específicos e podem provocar uma sensação de mal-estar geral e uma diminuição do apetite (Eknoyan *et aL,* 2004; Martinez- *et al.,* 2014).

A DRC pode ser identificada através de uma análise ao sangue que é o teste de depuração da creatinina. Níveis mais elevados de creatinina indicam uma taxa de filtração glomerular mais baixa, o que resulta numa diminuição da capacidade dos rins para excretarem produtos residuais (National Kidney Foundation 2002). Anteriormente, várias diretrizes classificaram a DRC em cinco fases, sendo a fase 1 a mais ligeira e, normalmente, com poucos sintomas, e a fase 5 uma doença grave com pouca esperança de vida se não for tratada. A DRC na fase 5 é frequentemente designada por doença renal em fase terminal, ESRD ou insuficiência renal em fase terminal. É, em grande parte, sinónimo dos termos agora desactualizados IRC ou DRC e, normalmente, significa que o doente necessita de terapia de substituição renal (TSR), que pode envolver uma forma de diálise, mas idealmente constitui um transplante renal. Diretrizes internacionais recentes reclassificaram a DRC com base na causa, na categoria da taxa de filtração glomerular (Gl, G2, G3a, G3b, G4 e G5) e na categoria da albuminúria (Al, A2, A3) (Kidney Disease Improving Global Outcomes 2013).

Sinais e sintomas: Na fase inicial, a DRC não apresenta sintomas específicos. No entanto, são detectados através da medição da creatinina sérica ou do nível de proteínas na urina. A diminuição da função renal provoca:

□ A pressão arterial aumenta devido à sobrecarga de fluidos e à produção de hormonas vasoactivas criadas pelo rim através do sistema renina-angiotensina, aumentando o risco de desenvolver hipertensão e/ou sofrer de insuficiência cardíaca congestiva.

□ A ureia acumula-se, provocando azotemia e, por fim, uremia (sintomas que vão desde letargia a pericardite e encefalopatia). Devido à sua elevada circulação sistémica, a ureia é excretada no suor exócrino em concentrações elevadas e cristaliza na pele à medida que o suor se evapora ("geada urémica").

□ O potássio acumula-se no sangue (hipercalemia com uma séric de sintomas, incluindo mal-estar e arritmias cardíacas potencialmente fatais). A hipercalemia geralmente não se desenvolve até que a taxa de filtração glomerular caia para menos de 20-25 2

ml/min/1,73 m , altura em que os rins têm uma capacidade reduzida de excretar potássio. A hipercalemia na DRC pode ser exacerbada pela acidemia (que leva à deslocação extracelular do potássio) e pela falta de insulina (www.medscap.com 2014).
□ A síntese de eritropoietina está diminuída, causando anemia.

□ Os sintomas de sobrecarga de volume de fluidos podem variar de edema ligeiro a edema pulmonar

com risco de vida.

□ Hiperfosfatemia, devido à redução da excreção de fosfato. Segue-se uma diminuição da filtração

glomerular. A hiperfosfatemia está associada a um aumento do risco cardiovascular, é um estímulo

direto à calcificação vascular (Hruska *et al.*, 2008).

Além disso, as concentrações circulantes do fator de crescimento de fibroblastos-23 (FGF-23)

aumentam progressivamente à medida que a capacidade renal de excreção de fosfato diminui, mas

esta resposta adaptativa pode também contribuir para a hipertrofia ventricular esquerda e para o

aumento da mortalidade em doentes com DRC (Faul *et al.*, 2011; Gutierrez *et al.*, 2008).

□ A acidose metabólica (devido à acumulação de sulfatos, fosfatos, ácido úrico, etc.) pode causar

uma alteração da atividade enzimática através do aumento do nível de enzimas de ação ácida; e

também um aumento da excitabilidade das membranas cardíacas e neuronais através da promoção

de hipercalemia devido ao excesso de ácido (Adrogue *et al.*, 1978). A acidose também se deve à

diminuição da capacidade de gerar amoníaco suficiente a partir das células do túbulo proximal

(www.medscap.com 2014).

Etiologia:

A causa mais comum reconhecida de DRC é a diabetes mellitus. A pressão arterial elevada é

também uma causa muito comum de doença renal crónica. Outras causas incluem a idiopática (ou

seja, causa desconhecida, frequentemente associada a rins pequenos na ecografia renal) e a

glomerulonefrite (United States Renal Data System). Historicamente, a doença renal tem sido

classificada de acordo com a parte da anatomia do rim envolvida (Rahman Mahboob *et al.*, 1998).

□ A doença vascular inclui doenças de grandes vasos, como a estenose bilateral da artéria renal, e

doenças de pequenos vasos, como a nefropatia isquémica, a síndrome hemolítico-urémica e a

vasculite.

□ A doença glomerular compreende um grupo diverso e é classificada em:

□ Doenças glomerulares primárias, como a glomerulosclerose segmentar focal e a nefropatia (ou nefrite) por IgA.

□ Doenças glomerulares secundárias, como a nefropatia diabética e a nefrite lúpica.

□ Doença congénita, como a doença renal policística.

□ A doença tubulointersticial inclui a nefrite tubulointersticial crónica induzida por drogas e a nefropatia de refluxo.

□ A nefropatia obstrutiva é exemplificada por cálculos renais bilaterais e doenças da próstata, como a hiperplasia benigna da próstata.

□ Em casos raros, os vermes que infectam o rim podem também causar nefropatia (Redmon *et al.*, 2014).

Tabela 2.1: Estádios da DRC com base na TFG:

Stage	Description	GFR ml/min/1.73m
1.	Kidney damage with normal or ↑ GFR	≥ 90
2.	Kidney damage with mild ↓ GFR	60 – 89
3.	Moderate ↓ GFR	30 – 59
4.	Severe ↓ GFR	15 – 29
5.	Kidney failure	< 15

(Levey et al., 2005).

Fisiopatologia da doença renal:

A taxa normal de fluxo sanguíneo renal é de aproximadamente 400 ml/lOOg de tecido por minuto, o que é muito superior à de outros leitos vasculares bem perfundidos, como o coração, o fígado e o cérebro. Por conseguinte, o tecido renal pode ser exposto a uma quantidade significativa de quaisquer agentes ou substâncias potencialmente nocivos em circulação. Em segundo lugar, a filtração glomerular depende de uma pressão intra e transglomerular bastante elevada (mesmo em condições fisiológicas), o que torna os capilares glomerulares vulneráveis a lesões hemodinâmicas, ao contrário de outros leitos capilares. Do mesmo modo, Brenner e colaboradores identificaram que a hipertensão glomerular e a hiperfiltração são os principais factores que contribuem para a progressão da doença renal crónica. Em terceiro lugar, a membrana de filtração glomerular tem moléculas carregadas negativamente que servem de barreira às macromoléculas aniónicas. Com o rompimento desta barreira eletrostática, como acontece em muitas formas de lesão glomerular, as proteínas plasmáticas ganham acesso ao filtrado glomerular. Em quarto lugar, a organização sequencial da microvasculatura do néfron (rede capilar glomerular convoluta e peritubular) e a posição a jusante dos túbulos em relação aos glomérulos não só mantêm o equilíbrio glomérulo-tubular como também facilitam a disseminação da lesão glomerular. *(Schlondorff et al., 2008)*. Como a vasculatura peritubular está subjacente à circulação glomerular, por vezes a reação inflamatória pode extravasar para a circulação peritubular, contribuindo para a reação inflamatória intersticial frequentemente registada na doença glomerular. Além disso, uma diminuição da perfusão pré-glomerular ou glomerular conduz a uma diminuição do fluxo sanguíneo peritubular, que depende do grau de hipoxia, levando à remodelação dos tecidos. Assim, o conceito de nefrónio como unidade funcional aplica-se não só à fisiologia renal, mas também à fisiopatologia das doenças renais (Redmon *et al.*, 2014). Em quinto lugar, o glomérulo em si também deve ser considerado como uma unidade funcional com cada um dos seus constituintes individuais, ou seja, células epiteliais endoteliais, mesangiais, viscerais e parietais. Estas são representadas como parte integrante da função normal. A lesão de uma delas afectará em parte a outra através de diferentes mecanismos, ligações diretas célula-célula (por exemplo, junções de hiato) e mediadores solúveis, tais como quimiocinas, citocinas, factores de crescimento e alterações na matriz, bem como na composição da membrana basal. A hipertensão sistémica é transmitida aos glomérulos e a hipertensão glomerular resulta de alterações locais da hemodinâmica glomerular que podem causar lesões glomerulares. O rim está normalmente protegido da hipertensão sistémica pela autorregulação que está a ser sobrecarregada pela pressão arterial elevada, o que significa que a hipertensão sistémica é traduzida diretamente para a barreira de filtração glomerular causando lesão glomerular *(Fine et al., 2008)*. A hipertensão crónica leva à vasoconstrição arteriolar e à esclerose com consequente esclerose secundária e atrofia glomerular e tubulointersticial. Diferentes factores de crescimento, como a angiotensina II, o fator de crescimento de fibroblastos-23 (EGF-23), os factores de crescimento derivados das plaquetas (PDGF), o CSGF, os factores de crescimento transformadores (TGF-B) e as citocinas, aumentam diretamente os canais iónicos activados por estiramento e o gene de resposta precoce está envolvido no acoplamento da pressão arterial elevada à proliferação miointimal e à esclerose da parede dos vasos. As principais causas de lesão renal baseiam-se em reacções imunológicas (iniciadas por complexos imunes ou células imunes), hipóxia e isquemia dos tecidos, agentes exógenos como fármacos, substâncias endógenas como a glicose ou paraproteínas e outras, defeitos genéticos.

Independentemente da causa subjacente, a glomerulosclerose e a fibrose tubulointersticial são comuns à DRC *(Segerer et al., 200)*. A hipertensão glomerular é normalmente um mecanismo adaptativo dos nefrónios que aumentam a carga de trabalho resultante da perda de nefrónios, independentemente da causa. Esta hipertensão intraglomerular sustentada aumenta a produção de matriz mesangial, conduzindo à glomeruloesclerose por acumulação de ECM. O processo é mediado pelo TGF-B em primeiro lugar, com uma contribuição da angiotensina II, PDGF, CSGF e endotelinas.

Hiperlipidemia e insuficiência renal associada à obesidade:

A obesidade é uma condição médica em que a gordura corporal extra ou excessiva é acumulada ao ponto de poder ter um efeito negativo na saúde. A obesidade é mais frequentemente causada pela ingestão excessiva de alimentos, pela suscetibilidade genética e pela falta de atividade física. A obesidade pode ser evitada principalmente através de escolhas pessoais e mudanças sociais (OMS 2016; Yazdi *et al.*, 2015). A ideia de que as pessoas obesas comem pouco, mas ganham peso devido a um metabolismo lento ou ao estado do metabolismo não é geralmente aceite. As pessoas obesas gastam mais energia do que os seus homólogos magros devido à necessidade de energia para regular um índice de massa corporal aumentado (Kushner *et al.*, 2007). A nível mundial, a obesidade é uma das principais causas de morte evitáveis, aumentando as probabilidades de adultos e crianças. De acordo com um estudo realizado em 2014, 42 milhões de crianças e 600 milhões de adultos eram obesos e a obesidade é mais comum nas mulheres do que nos homens (Yazdi *et al.*, 2015). A obesidade aumenta o risco de muitas doenças, nomeadamente: diabetes mellitus tipo 2, hipertensão arterial, níveis elevados de triglicéridos e colesterol elevado (Kushner *et al.*, 2007). O índice de massa corporal (IMC) é um índice simples de peso para altura que é normalmente utilizado para classificar a obesidade e é definido como o peso em quilogramas dividido pelo quadrado da altura em metros (kg/m2) (Grundy *et al.*, 2004).

Tabela 2.2: Classificação do IMC (Kg/m2):

S No.	Reference range	Condition
1	≤ 18.5	Underweight
2	18.5-25.00	Normal range
3	25-30.00	Overweight
4	30-35.00	Class I obesity
5	35-40.00	Class II obesity
6	≥ 40.00	Class III obesity

A hipertensão arterial sistémica e glomerular não estão necessariamente associadas, como a hipertensão glomerular, mas pode proceder a hipertensão arterial sistémica na lesão glomerular. A lesão metabólica ocorre frequentemente na diabetes.

A reversibilidade da fibrose renal foi demonstrada em diferentes estudos em animais com graus de fibrose relativamente ligeiros. Neste contexto, a BMP-7, que oferece uma estratégia para prevenir a progressão da doença renal e possivelmente até reverter a fibrose, tem sido amplamente estudada. No entanto, apenas Loretto demonstrou a reversibilidade da fibrose tubulointersticial em seres humanos num pequeno grupo de doentes com diabetes de tipo 1 que foram submetidos a um transplante de pâncreas.

O insulto inicial da fibrogénese renal leva a uma resposta inflamatória com a geração e libertação local de mediadores, que aumenta ainda mais a permeabilidade vascular local, a ativação das células endoteliais, o extravasamento de leucócitos. Esta infiltração de leucócitos e de células tubulointersticiais, bem como a ativação de células profibróticas, estão na origem de danos celulares. Como consequência, inicia-se um ciclo vicioso de stress celular que gera mediadores profibróticos e pró-inflamatórios, infiltração de leucócitos e fibrose *(Strutz et al., 2008)*.

Insuficiência renal associada ao stress oxidativo:

O stress oxidativo é um desequilíbrio entre a formação do sistema de oxigénio reativo (ROS) e a ação antioxidante. Está provado que a uremia, em geral, está associada a um aumento do stress oxidativo (Ichikawa *et al.*, 1994; Witko Sarat *et al.*, 1996; Toborek *et al.*, 1992). As espécies reactivas de oxigénio (ERO) são radicais livres que são produzidos no nosso organismo durante uma série de processos metabólicos. A fonte importante do antioxidante é a nicotinamida adenina dinucleótido fosfatase (NADPH) que gera ROS nas células endoteliais e nos fagócitos. Quando o nível de oxigénio aumenta, os fagócitos convertem o oxigénio em ROS, o que perturba o mecanismo de defesa do hospedeiro contra o agente patogénico invasor através de uma explosão respiratória. Há uma série de biomarcadores do stress oxidativo na DRC, como os lípidos, os derivados do ácido araquidónico, os hidratos de carbono, as proteínas, os ácidos nucleicos e os aminoácidos (Kitiyakara, ef *al.*, 1998).

CAPÍTULO 3

Finalidade e objetivo

Objetivo: O presente estudo tem como objetivo conhecer o estatuto socioeconómico e os factores de risco prevalecentes associados à DRC entre a população.

Objetivo:

- Analisar o estatuto socioeconómico e os principais factores de risco entre os doentes com DRC.

- Compreender e adquirir conhecimentos aprofundados sobre os outros factores causais. Por exemplo, o uso excessivo de substâncias de abuso ou qualquer outra doença infecciosa.

- Compreender e adquirir conhecimentos aprofundados sobre os outros factores causais.

- Analisar a relação de risco entre homens e mulheres.

Plano de trabalho:

Conceção do protocolo de estudo

Pesquisa bibliográfica

Apresentação do protocolo do estudo e obtenção da aprovação do comité de ética institucional

Conceber o formulário de recolha de dados

Obter o consentimento informado dos sujeitos do estudo

Inscrição de indivíduos com base nos critérios do estudo

(Inclusão e exclusão)

Recolha de dados

Apresentação intercalar

Compilação de dados

Análise estatística dos dados e formulação dos resultados

Apresentação do relatório do projeto e publicação de artigos de investigação em revistas adequadas.

CAPÍTULO 4

METODOLOGIA

- O trabalho proposto foi realizado de acordo com as seguintes linhas:
- O estudo foi efectuado no Departamento de Medicina do **Guru Gobind Singh Medical College and Hospital, Faridkot (Punjab) e no SD thapar hospital moga.**

4.1: Plano de trabalho

- **Fontes de dados:** Este estudo observacional e descritivo foi efectuado no departamento de medicina do Guru Gobind Singh Medical College and Hospital, Faridkot (Punjab), durante um período de 6 meses.

- **Duração do estudo:** O estudo foi efectuado durante um período de 6 meses.

- **Tamanho da amostra:** o tamanho da amostra foi calculado utilizando o software epi.info (CDC). Tomando a frequência esperada de 10% e o intervalo de confiança (IC) de 95%, o tamanho da amostra foi de 250. Os casos foram incluídos no estudo de acordo com os critérios de inclusão e exclusão.

- **Critérios de inclusão:**

  Doentes com diagnóstico de DRC de acordo com as diretrizes KDOQI.

  * Doentes com grupos etários (20-60 anos).

  Ambos os sexos.

- **Critérios de exclusão:**

  Transplante de outros órgãos, exceto rim.

  Mulheres grávidas e lactantes.

  Os pacientes não estão envolvidos com menos de 20 anos e mais de 60 anos.

4.2: Método e recolha de dados:

Com base nos critérios de inclusão e exclusão, após a obtenção do formulário de consentimento informado por escrito do doente, foram recolhidos dados de cada doente de acordo com o formulário.

4.3: Análise dos dados:

Os doentes recrutados para o estudo foram agrupados com base no estatuto socioeconómico e nos factores de risco e os dados foram analisados utilizando o Statistical Package for the Social Sciences (SPSS) ver. 20.

4.4: Aprovação ética:

O trabalho foi realizado após a obtenção de aprovação e autorização do comité de ética institucional.

CAPÍTULO 5

RESULTADOS

5.1: Distribuição dos pacientes por faixa etária

Na distribuição por categoria etária da média (média±DP), os doentes tinham 47,01±1 1,162 e a mediana era 50. Os doentes do grupo etário 51-60 apresentaram uma proporção elevada, ou seja, 123 (49,2%), em comparação com outras categorias, como se pode ver na tabela e na figura n.º 5.1. 5.1.

Tabela 5.1: Distribuição dos pacientes por faixa etária

Age category distribution of the patients	No. of patients	Percentage
20-30 Years	26	10.4%
31-40 Years	48	19.2%
41-50 Years	53	21.2%
51-60 Years	123	49.2%
Total	**250**	**100%**

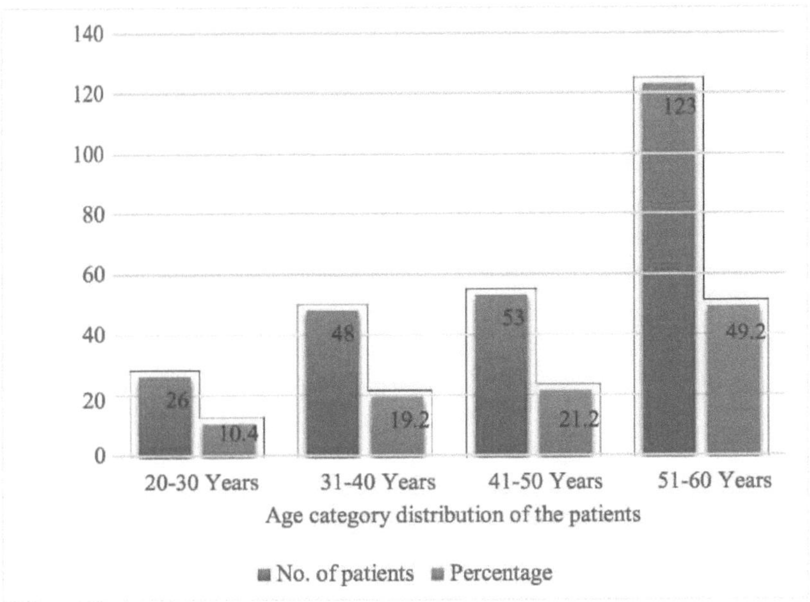

Figura 5.1: Distribuição dos pacientes por faixa etária.

5.2: Distribuição dos doentes por género.

O teste de proporção mostrou que a maioria dos doentes, ou seja, 154 (61,6%) eram do sexo masculino

e 96 (38,4%) do sexo feminino. O rácio entre homens e mulheres foi de 77:48.

Tabela 5.2: Distribuição dos doentes por género.

Gender distribution of the patients	No. of the patients	Percentage
Male	154	61.6%
Female	96	38.4%
Total	250	100%

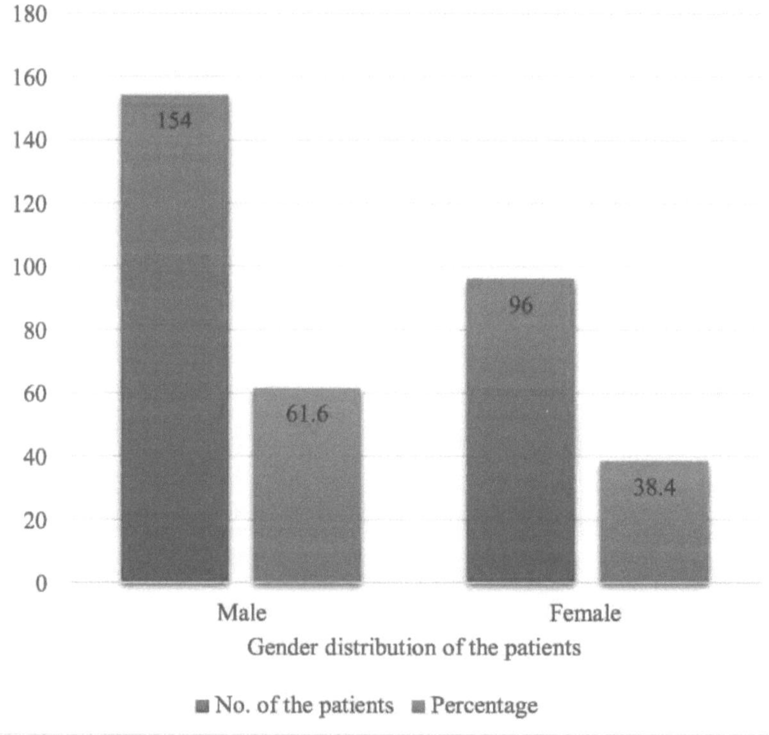

Figura 5.2: Distribuição dos doentes por género.

5.3: Distribuição das categorias de peso dos doentes.

Na distribuição do peso médio (média±DP), os doentes tinham 69,74±7,828 e a mediana era 70. Os doentes com a categoria de peso 61-70 apresentaram um teste de proporção elevado, ou seja, 103 (41,2%), em comparação com as outras categorias, como se pode ver na figura no. 5.3.

Tabela 5.3: Distribuição das categorias de peso dos pacientes.

The weightdistribution of the patients.	No. of the patients	Percentage
41-50 Kg	1	0.4%
51-60 Kg	47	18.8%
61-70 Kg	103	41.2%
71-80 Kg	66	26.4%
81-90 Kg	31	12.4%
91-100 Kg	2	0.8%
Total	250	100%

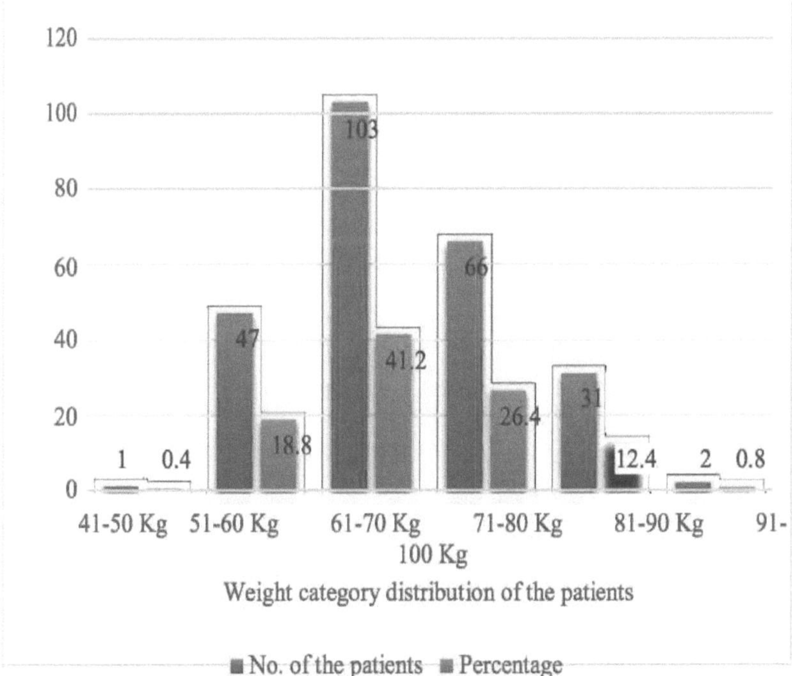

Figura 5.3: Distribuição das categorias de peso dos pacientes.

5.4: Distribuição dos doentes por categorias de altura.

Na distribuição da altura, a média (média±DP) dos doentes era de 65,34±3,064 e a mediana de 66. Os doentes com o grupo de altura 61-70 mostraram um teste de proporção elevado, ou seja, 216 (86,4%), em comparação com outras categorias, como se pode ver na tabela e na figura n.º 5.4. 5.4.

Tabela 5.4: Distribuição da categoria de altura dos pacientes.

Height category distribution of the patients	Frequency	Percentage
51-60 Inch	17	6.8%
61-70 Inch	216	86.4%
71-80 Inch	17	6.8%
Total	**250**	**100%**

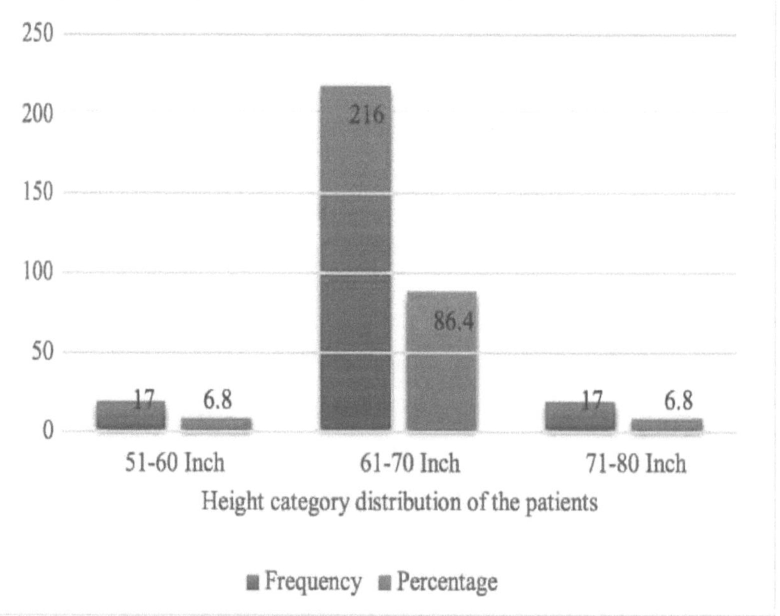

Figura 5.4: Distribuição dos pacientes por categoria de altura.

5.5: Distribuição por categorias do índice de massa corporal (IMC) dos doentes.

Na categoria de IMC, a distribuição da média (média ± DP) dos doentes foi de 25,90 ± 3,76 e a mediana de 25,52. Os doentes com IMC do grupo normal apresentaram uma proporção elevada, ou seja, 124 (49,6%), em comparação com outras categorias, como se pode ver na tabela e na figura n.º 5.5. 5.5.

Tabela 5.5: Distribuição dos pacientes por categoria de IMC.

BMI category distribution of the patients	No of the patients	Percentage
Less than 18 (underweight)	2	0.8%
Weight between 18.5-25 (normal weight)	124	49.6%
Weight between the 26-30 (overweight)	93	37.2%
Weight more than 30 (obese)	31	12.4%
Total	**250**	**100%**

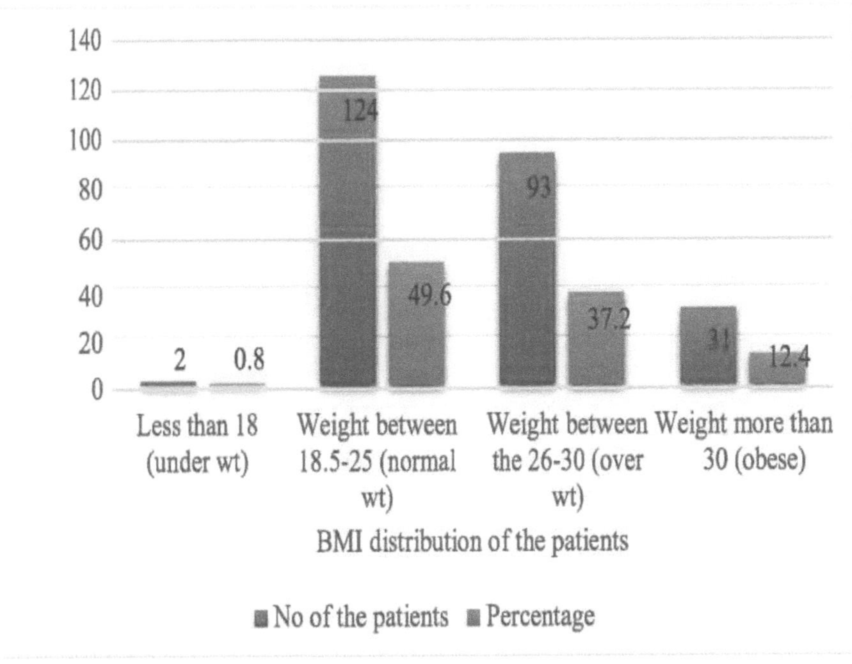

Figura 5.5: Distribuição dos pacientes por categorias de IMC.

21

5.6: Distribuição da obesidade dos doentes.

Na distribuição da média da obesidade (média±DP), os doentes eram 1,8840±,3208 e a mediana era 2. Os doentes com distribuição de obesidade mostraram um teste de proporção elevado, ou seja, 29 (11,6%), em comparação com outras categorias, como se pode ver na tabela e na figura n.º 5.6. 5.6.

Tabela 5.6: Distribuição da obesidade dos pacientes

Obesity distribution of the patients	No. of the patients	Percentage
Yes	29	11.6%
No	221	88.4%
Total	**250**	**100%**

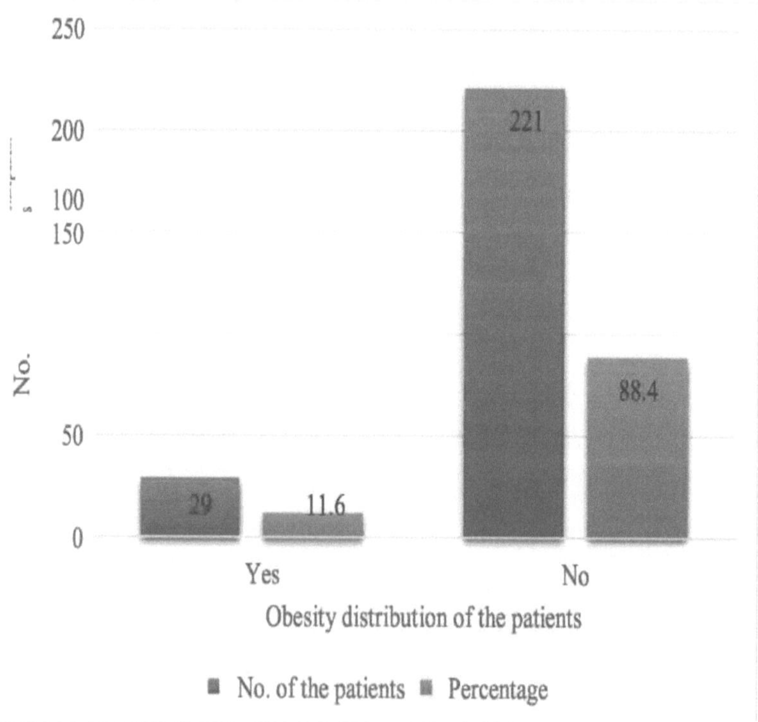

Figura 5.6: Distribuição da obesidade dos pacientes.

5.7: História familiar dos doentes.

Na distribuição da média da história familiar (média±DP), os doentes eram 1,60±,491 e a
mediana era 2. Os doentes com distribuição de antecedentes familiares mostraram um teste de
proporção elevado, ou seja, 100 (40,0%), em comparação com outras categorias, como se
pode ver na tabela e na figura n.º 5.7. 5.7.

Tabela 5.7: História familiar dos pacientes.

Family history of the patients	No. of the patients	Percentage
Yes	100	40.0%
No	150	60.0%
Total	250	100%

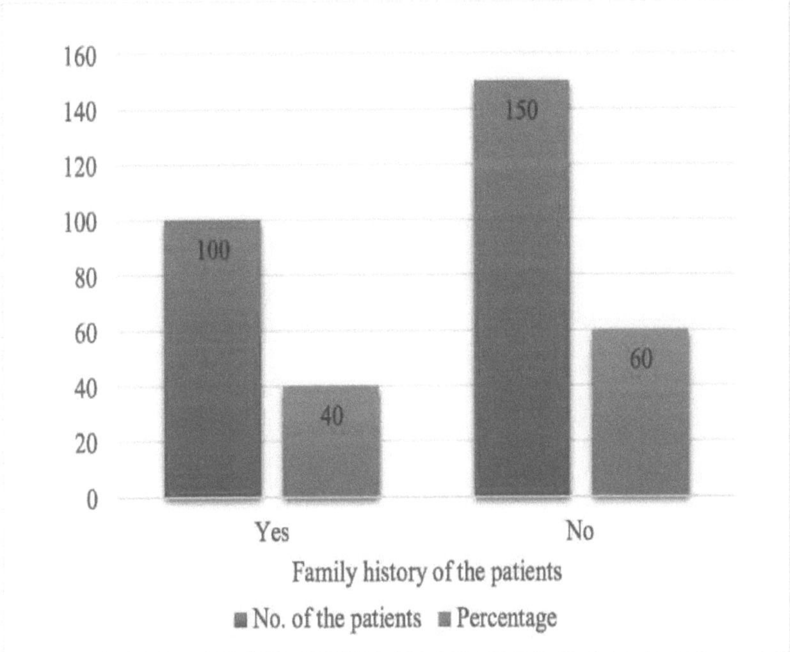

Figura 5.7: História familiar dos doentes.

23

5.11: Distribuição da hipertensão nos doentes.

Na distribuição da hipertensão arterial média (média±DP), os doentes tinham 1,03±,165 e a mediana era de 0,5. Os doentes com distribuição de hipertensão mostraram um teste de proporções elevado, ou seja, 243 (97,2%) em comparação com outras categorias, como se pode ver na tabela e na figura n.º 5.11. 5.11.

Tabela 5.11: Distribuição dos pacientes com hipertensão.

Hypertension distribution of the patients.	No. of the patients	Percentage
Yes	243	97.2%
No	7	2.8%
Total	250	100%

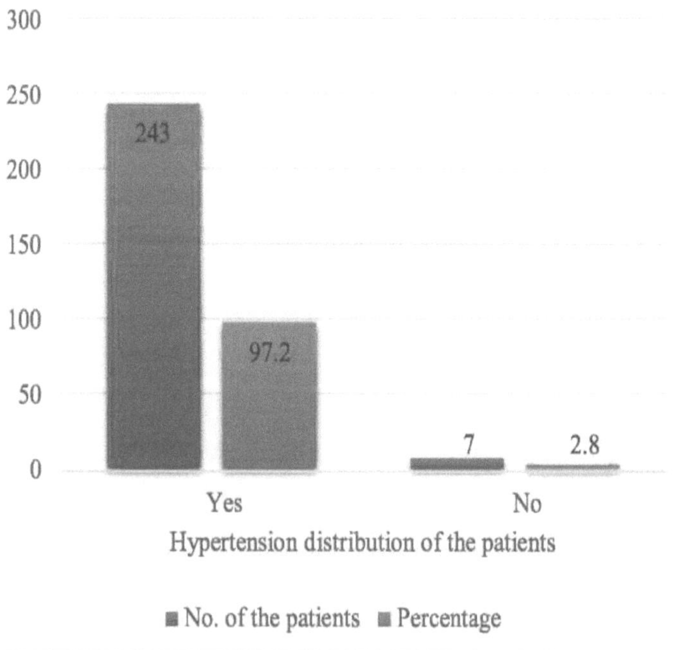

Figure 5.11: Distribuição da hipertensão nos doentes.

Na distribuição da média da diabetes mellitus (média±DP), os doentes eram 2,19±,395 e a mediana era 2. Os doentes com distribuição de diabetes mellitus apresentaram um teste de proporção elevado, ou seja, 202 (80,8%), em comparação com outras categorias, como se pode ver na tabela e na figura n.º 5.12. 5.12.

Tabela 5.12: Estado de diabetes mellitus dos pacientes.

Diabetes mellitus status of the patients	No. of the patients	Percentage
Type 2	202	80.8%
No	48	19.2%
Total	**250**	**100%**

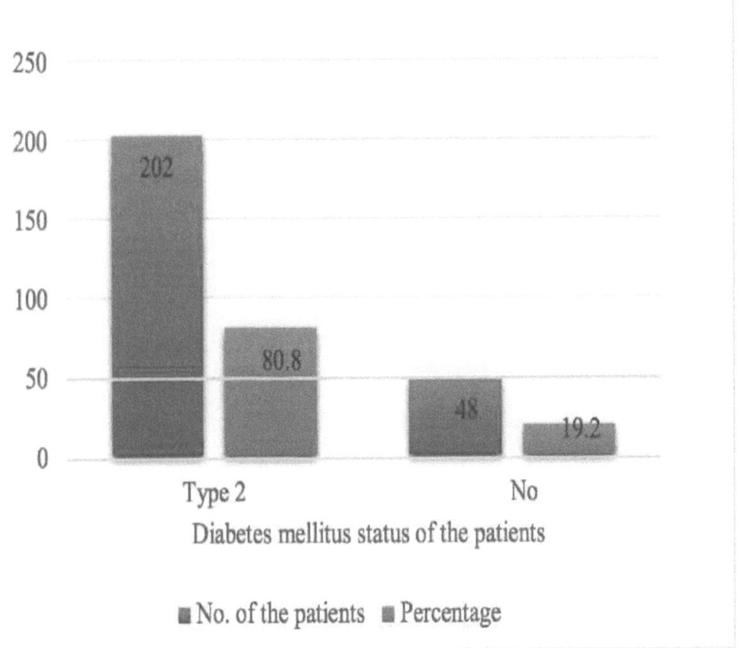

Figura 5.12: Estado de diabetes mellitus dos pacientes.

No estado de nefrite, a média (média±DP) dos doentes foi de 1,75±,433 e a mediana foi de 2. Os doentes com estado de nefrite apresentaram uma proporção elevada, ou seja, 62 (24,8%), em comparação com outras categorias, como se pode ver na tabela e na figura n.º 5.13. 5.13.

Tabela 5.13: Estado de nefrite dos doentes.

Nephritis status of the patients	No. of the patients	Percentage
Yes	62	24.8%
No	188	75.2%
Total	250	100%

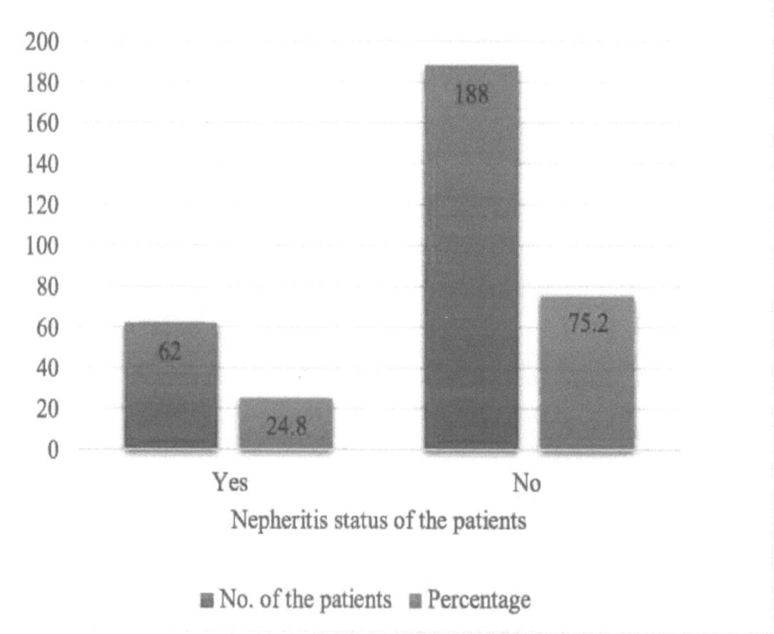

Figura 5.13: Estado de nefrite dos doentes.

5.14: Distribuição dos medicamentos nefrotóxicos nos doentes.

Na distribuição dos fármacos nefrotóxicos, a média (média±DP) dos doentes foi de 3,44±1,09 e a
mediana de 4. Os doentes com distribuição de fármacos nefrotóxicos apresentaram um teste de
proporção elevado, ou seja, 36 (14,4%) AINEs, 9 (3,6%) agentes de contraste, 13 (5,2) outros, em
comparação com outras categorias, como se pode ver na tabela e na figura n.º 5.14. 5.14.

Tabela 5.14: Distribuição dos medicamentos nefrotóxicos dos pacientes.

Nephrotoxic drugs distribution of the patients.	No of the patients	Percentage
NSAIDs	36	14.4%
Contrast agents	9	3.6%
Others	13	5.2%
No	192	76.8%
Total	**250**	**100%**

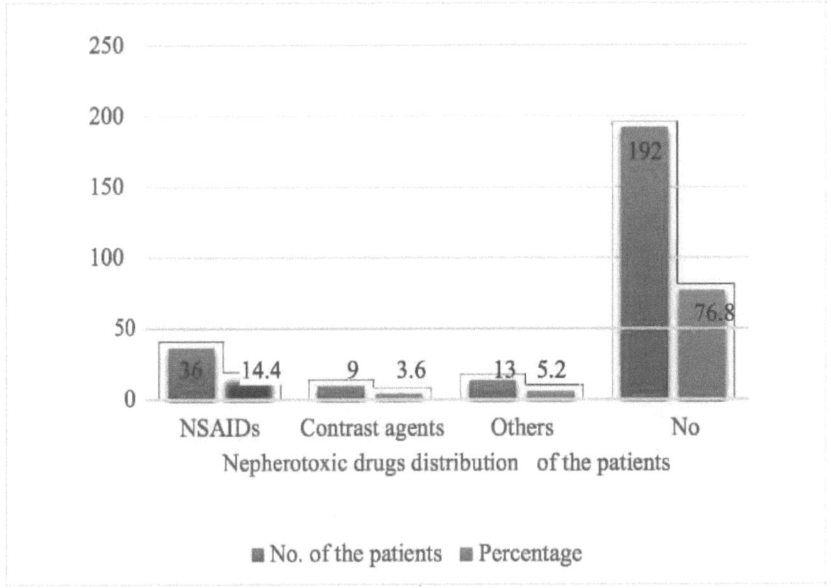

Figura 5.14: Distribuição dos medicamentos nefrotóxicos nos pacientes.

5.15: Estado de hiperlipidemia dos doentes.

No estado de hiperlipidemia, a média (média±DP) dos doentes foi de 1,6H,489 e a mediana foi de 2. Os doentes com estado de hiperlipidemia mostraram um teste de proporção elevado, ou seja, 98 (39,2%) em comparação com outras categorias, como se pode ver na tabela e na figura n.º 5.15. 5.15.

Tabela 5.15: Estado de hiperlipidemia dos pacientes.

Hyperlipidemia status of the patients	No. of the patients	Percentage
Yes	98	39.2%
No	152	60.8%
Total	250	100%

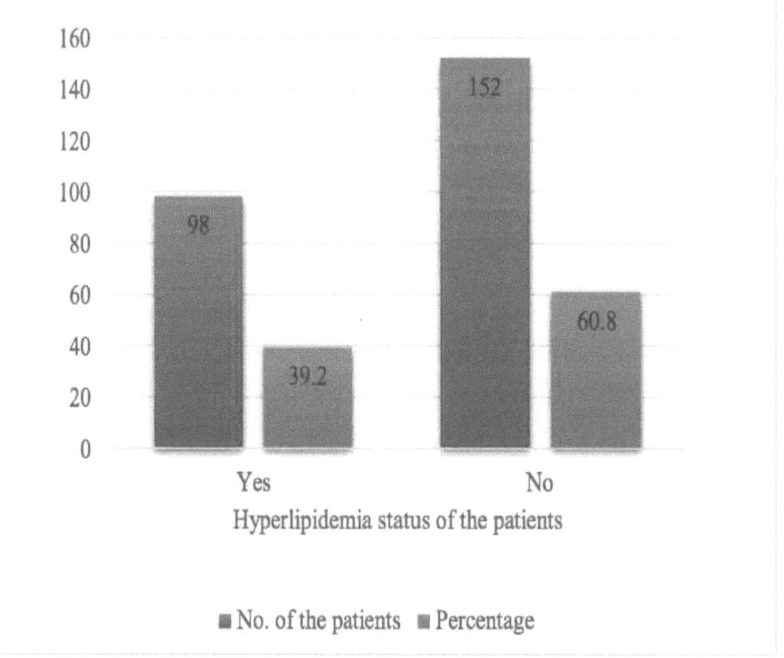

Figura 5.15: Estado de hiperlipidemia dos pacientes.

5.16: Distribuição do estado da pedra nos doentes.

Na distribuição do estado dos cálculos nos doentes, a média (média ± DP) foi de 3,27±.1.051 e a mediana foi de 4. Os doentes com distribuição do estado dos cálculos mostraram um elevado teste de proporção, ou seja, 19 (7,6%) da pélvis, 56 (22,4%) do útero e 14 (5,6) de outros, tinham cálculos, em comparação com a tabela e a figura n.º 5.16. 5.16.

Tabela 5.16: Distribuição do estado de pedra dos pacientes.

Stone status of the patients	No. of the patients	Percentage
Pelvis	19	7.6%
Uterus	56	22.4%
Others	14	5.6%
No	161	64.4%
Total	**250**	**100%**

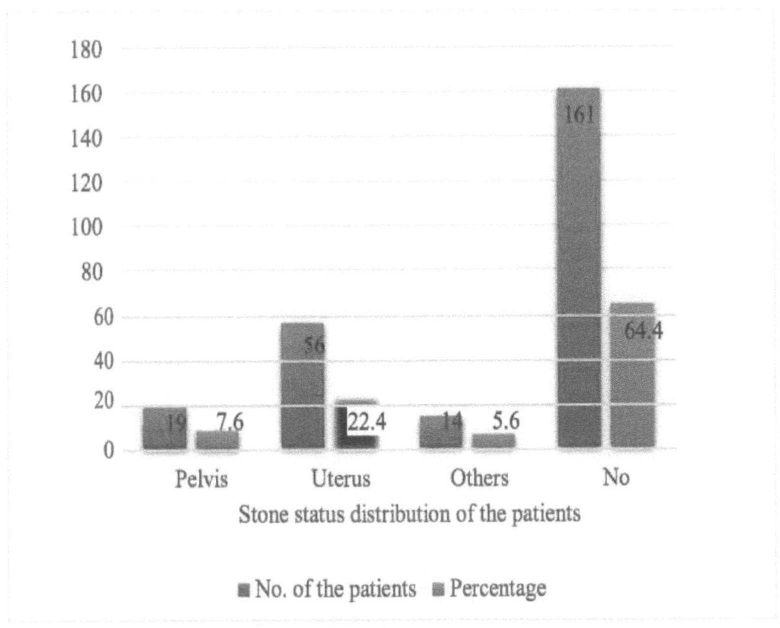

Figure 5.16: Distribuição do estado da pedra nos doentes.

5.17: Estado de dador de rim ou de aloenxerto dos doentes.

No estado de dador de aloenxerto ou rim, a média (média±DP) dos doentes foi de 3,27±1,051 e a mediana foi de 4. Os doentes com o estatuto de dador de aloenxerto ou rim têm um teste de proporção que mostra que apenas 1 (0,4%) doente foi doado com rim em 250 categorias de doentes, como se pode ver na tabela e na figura n.º 5.17. 5.17.

Tabela 5.17: Estatuto de dador de aloenxerto ou rim dos doentes.

Allograft or kidney donor status of the patients.	No. of the patients	Percentage
Yes	1	0.4%
No	249	99.6%
Total	250	100%

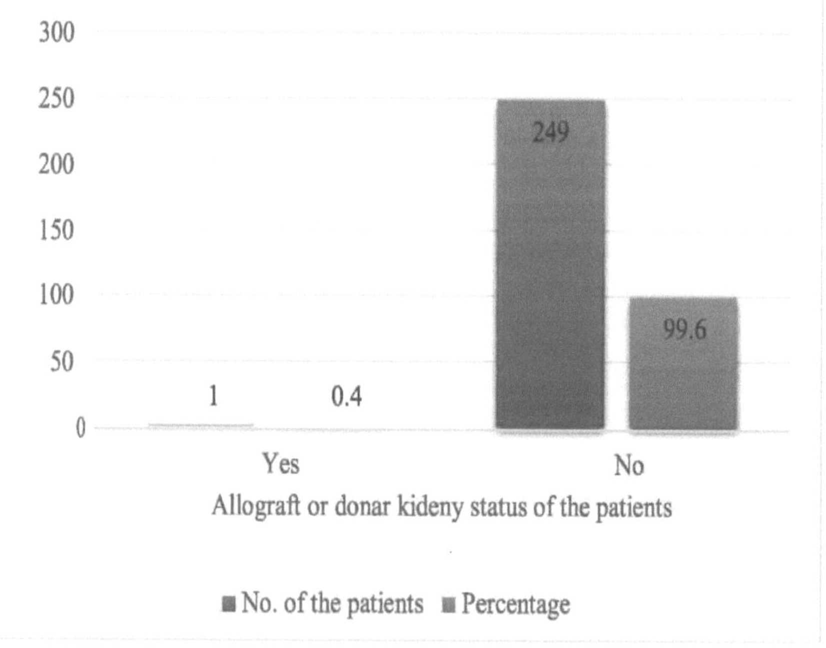

Figura 5.17: Estatuto de dador de rim ou de aloenxerto dos doentes.

5.19: Estatuto socioeconómico dos doentes.

Quanto ao estatuto socioeconómico dos doentes a média (média±DP) foi de 3,64±,1,129 e a
mediana foi de 4. Os doentes com estatuto socioeconómico apresentaram um teste de
proporção, ou seja, 7 (2,8%) da classe I, 17 (6,8%) da classe II, 51 (20,4%) da classe III, 74
(29,6%) da classe IV e 101 (40,0%) da classe V, categorias que se encontram na tabela e
figura n°. 5.19.

Tabela 5.19: Estatuto socioeconómico dos pacientes.

Socioeconomic status of the patients	No. of the patients	Percentage
I (upper) more than 43	7	2.8%
II (upper middle) 33-42	17	6.8%
III (lower middle) 24-32	51	20.4%
IV (upper lower) 13-23	74	29.6%
V (lower) less than 13	101	40.4%
Total	**250**	**100%**

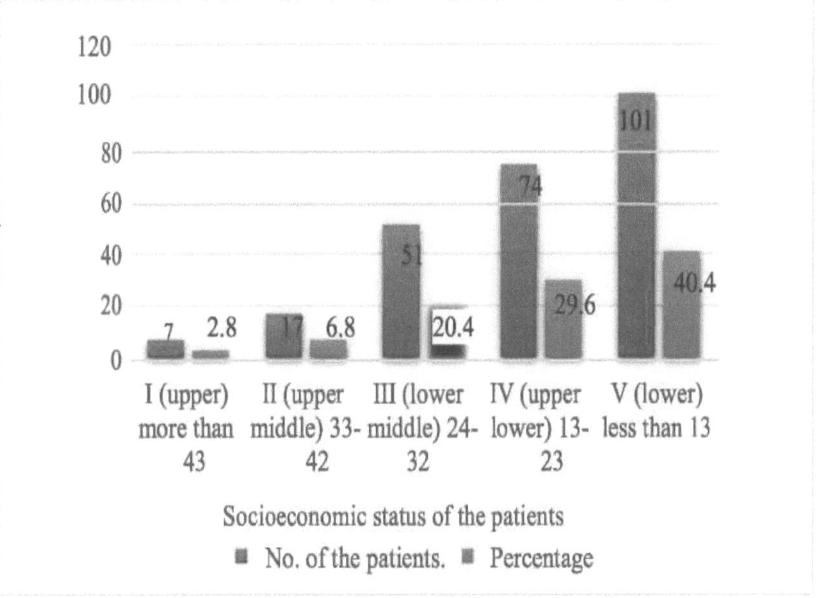

Figura 5.19: Estatuto socioeconómico dos pacientes.

5.20: Distribuição da escolaridade dos pacientes.

Na distribuição da média de escolaridade (média±DP), os doentes eram 3,67±. 11,162 e a mediana foi de 4. Os doentes com distribuição de habilitações literárias mostraram um maior número de doentes analfabetos, ou seja, 51 (20,4%) analfabetos, seguidos de 45 (18,0%) com certificado do ensino secundário, bem como o mesmo número de doentes com licenciatura/pós-graduação e o menor número de doentes, ou seja, 8, com profissão/honorização, que sofriam de categorias de DRC, como na tabela e na figura n.º 5.20. 5.20.

Tabela 5.20: Distribuição da escolaridade dos pacientes.

Education distribution of the patients	No. of the patients	Percentage
Illiterate	51	20.4%
primary school certificate	25	10.0%
Middle school certificate	35	14.0%
High school certificate	45	18.0%
Intermediate/high school /diploma	41	16.4%
Graduate /post graduate	45	18.0%
profession/honors	8	3.2%
Total	**250**	**100%**

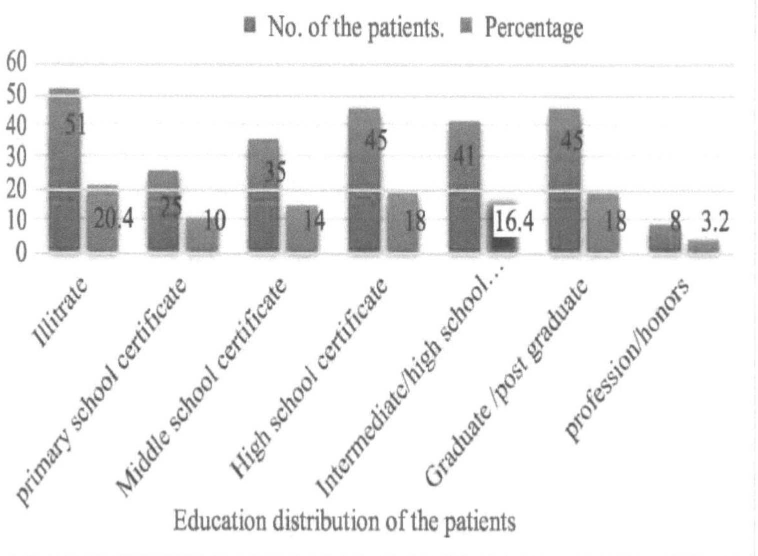

Figura 5.20: Distribuição da escolaridade dos pacientes.

5.21: Distribuição do rendimento familiar/mês em INR (2014) dos doentes.

Na distribuição do rendimento familiar/mês em INR (2014), a média (média±SD) dos doentes foi de 3,79±2,577 e a mediana foi de 3. Os doentes com rendimento familiar/mês em INR. A distribuição mostrou um elevado teste de proporção, ou seja, 56 (22,4%), pertencem ao rendimento da classe média-alta (1803-5386) e apenas 4 (1, 6%) doentes dos 250 da classe alta (I) com rendimento superior a (36017), sofriam de categorias de DRC, como na tabela e na figura no. 5.21.

Tabela 5.21: Distribuição do rendimento familiar/mês em INR (2014) dos pacientes.

Family income/month in INR (2014) distribution of the patients	No. of the patients	Percentage
Less than 1802	38	15.2%
1803-5386	56	22.4%
5387-8988	50	20.0%
8989-13494	40	16.0%
13885-17999	45	18.0%
18000-36016	17	6.8%
More than 36017	4	1.6%
Total	**250**	**100%**

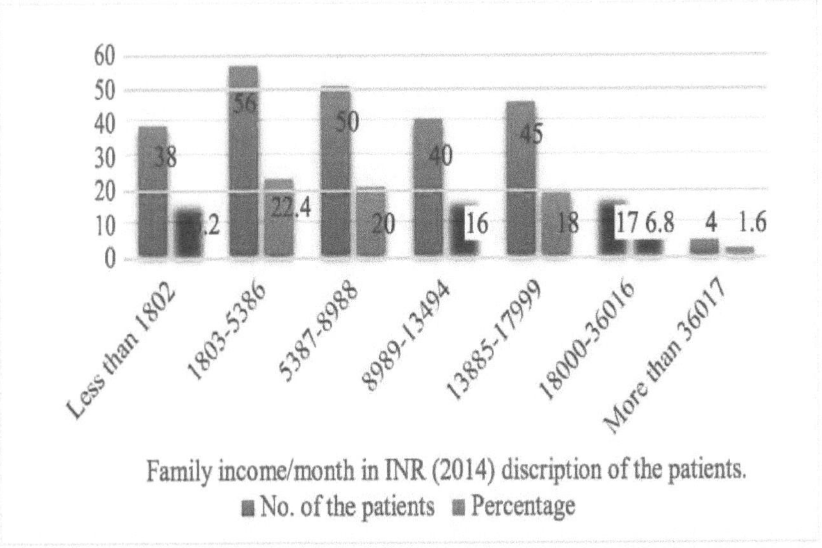

Figura 5.21: Distribuição do rendimento familiar/mês em INR (2014) dos pacientes.

5.22: Distribuição profissional dos doentes.

Na distribuição da ocupação média (média±DP), os doentes eram 3,79±1,947 e a mediana era 4. Os doentes com distribuição da ocupação mostraram um teste de proporção elevado, ou seja, 81 (32,4%) pertenciam a empregados de escritório/lojistas/agricultores e apenas 6 (2,4%) doentes sofriam de categorias de DRC, como se pode ver na tabela e na figura n.º 5.22. 5.22.

Tabela 5.22: Distribuição das profissões dos pacientes.

Occupation distribution of the patients	No. of the patients	Percentage
Unemployed	31	12.4%
Unskilled worker	55	22.0%
Semi-skilled worker	31	12.4%
Skilled worker	14	5.6%
Clerical/ shop-owner/farmer	81	32.4%
Semi-professional	32	12.8%
Professional	6	2.4%
Total	**250**	**100%**

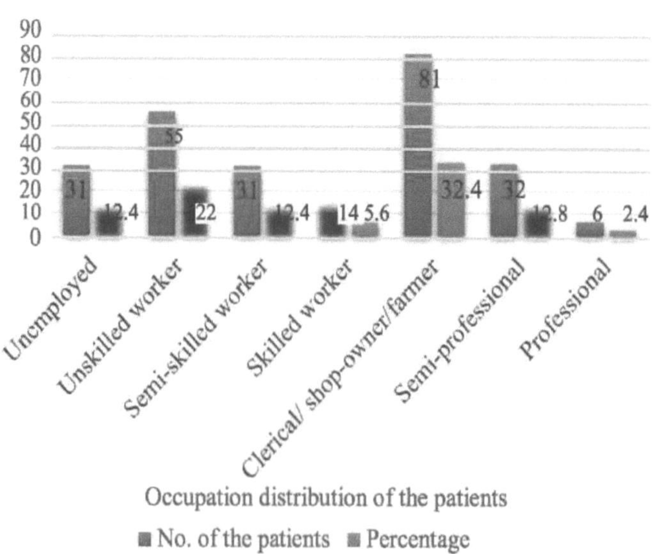

Figura 5.22: Distribuição das profissões dos pacientes.

CAPÍTULO 6

DISCUSSÃO:

A DRC é uma perda progressiva da função renal ao longo de um período de meses ou anos. A lesão renal pode ser definida por defeitos estruturais ou funcionais com ou sem diminuição da TFG. Os doentes com vários factores de risco, como a DM, a HTN, a nefrite, a obesidade, a história familiar e a hiperlipidemia, são propensos à DRC. A DM e a HTN são os principais factores responsáveis pela DRC (Coresh J *et aL,* 2003). Estudos demonstram que um controlo deficiente da pressão arterial, que é comum entre as pessoas com DRC, pode levar a deficiências de funcionamento não só através de acidente vascular cerebral, mas também através de outros efeitos sistémicos da hipertensão. As causas da condição de doença podem ser agravadas com uma determinada área (zona rural, zona urbana). O presente estudo encontrou um maior risco de DRC em doentes que vivem em zonas rurais com baixo NSE em comparação com outros. Um dos estudos realizados no Reino Unido também constatou que a incidência de DRC diagnosticada/referida é progressiva nas zonas mais carenciadas, com pior prognóstico e menor sobrevivência. Uma associação semelhante foi também demonstrada em inquéritos nacionais nos EUA, sendo a relação mais prevalente entre os grupos afro-americanos (Coresh J, *et aL,* 2003). O presente estudo indica a associação entre o NSE e os grandes factores de risco entre os doentes com DRC. O NSE, por si só, não afecta a função renal nem está diretamente relacionado com o aparecimento da DRC.

No nosso estudo, a prevalência da DRC foi avaliada utilizando o teste de proporção, que mostrou que 49,2% dos doentes pertenciam ao grupo etário dos 51-60 anos, sendo o máximo em comparação com outros grupos. Uma possível explicação para o parâmetro observado indica diretamente a presença de um elevado número de condições comórbidas em indivíduos idosos com DRC. Isto deve-se à utilização frequente de regimes de medicação complexos, a múltiplos medicamentos e ao metabolismo incerto dos medicamentos, tanto nos idosos como nos indivíduos com DRC. As decisões de tratamento requerem, portanto, um equilíbrio entre riscos e benefícios, juntamente com os objectivos do doente (Hare *et al,* 2007).

No nosso estudo, verificou-se que a prevalência da DRC era mais comum nos homens (61,6%) do que nas mulheres (38,4%). A diferença na prevalência entre os dois sexos pode dever-se a uma maior prevalência de factores de risco no sexo masculino. Pensa-se que as hormonas sexuais desempenham um papel importante nos mecanismos biológicos associados à variabilidade da prevalência e das caraterísticas da DRC entre homens e mulheres. Estudos demonstraram a influência nociva da testosterona e a influência protetora do estrogénio em vários processos biológicos envolvidos na lesão renal (Jungers *et al,* 1996). Um estudo anterior semelhante indica que a prevalência de insuficiência renal é mais elevada no sexo masculino (72% vs. 28%) do que no sexo feminino, tendo sido também referido no estudo anterior que a insuficiência renal era duas vezes mais elevada no sexo masculino do que no feminino até aos 75 anos e três vezes mais elevada nos doentes com mais de 75 anos (Jungers *et al., 1997)*. No presente estudo, analisou-se que a prevalência de DM era mais comum entre os doentes, ou seja, (80,8%) sofriam de diabetes mellitus-2 num total de 250. Isto pode dever-se à falta de atividade física e a hábitos alimentares pouco saudáveis. Um estudo semelhante, realizado numa zona urbana de Ahmedabad, encontrou uma maior prevalência de DM-2 entre os homens (16,9%) (K Himanshu *et al.)*. Isto pode dever-se a uma maior prevalência de factores de risco de DNT entre os homens.

Existe uma forte relação entre a hipertensão e a doença renal crónica (DRC). A hipertensão arterial é uma causa importante da doença renal terminal (DRT), contribuindo para a própria doença ou, mais frequentemente, para a sua progressão. Por outro lado, a hipertensão é altamente prevalente nos doentes com DRC, desempenhando um papel importante na elevada morbilidade e mortalidade cardiovascular desta população em particular (Levey *et al.,* 2005). Verificou-se que a prevalência global da hipertensão era a da maioria dos doentes, ou seja, 243 sofriam de HTN num total de 250. Tal pode dever-se a um maior stress, à pressão social e à atividade diária. Um estudo semelhante realizado por RB Gaurav *et aL,* num estudo de base comunitária numa zona urbana da Índia, revelou que a prevalência da hipertensão era de 23,9%. Este estudo mostrou que a prevalência da hipertensão está a aumentar também na população rural.

No nosso estudo, analisámos a distribuição do peso (média ± DP) dos doentes (69,74 ± 7,828) e a mediana (70). Os doentes dentro da categoria de peso (61-70 kg) apresentaram um teste de proporção elevado, ou seja, 103 (41,2%) em comparação com outras categorias. Um estudo semelhante foi conduzido por (J Ren Nutr *et aL,* 2010) e concluiu que as pessoas com excesso de peso ou obesas são mais propensas a desenvolver albuminúria e uma progressão mais rápida ou hipóteses de insuficiência renal. Estes indivíduos são mais susceptíveis de desenvolver diabetes mellitus e hipertensão. A nefropatia diabética, a nefroesclerose hipertensiva, o carcinoma focal de células renais, a urolitíase por urato e oxalato de cálcio são as doenças renais e urológicas mais comuns registadas em pessoas obesas.

No nosso estudo, a distribuição da história familiar (média±DP) foi de 1,60±,491 e a mediana foi de 2. Os doentes com distribuição da história familiar apresentaram um teste de proporção elevado, ou seja, 100 (40,0%) em comparação com outras categorias. Um estudo semelhante efectuou estudos de associação do genoma para identificar loci de suscetibilidade para a taxa de filtração glomerular (TFG), estimada pela creatinina sérica (eGFRcrea), cistatina C (eGFRcys) e DRC (eGFRcrea 2 <60ml/min por 1,73 m) em participantes de ascendência europeia de quatro coortes de base populacional (2388 casos de DRC) (Kottgen *et al.*, 2009). Testaram a replicação em 21.466 participantes (1932 casos de DRC). As mutações da uromodulina (que codifica a proteína Tamm-Horsfall na urina) foram associadas a diferenças na função renal.

No presente estudo, o estado de hiperlipidemia (média ± DP) dos doentes foi de 1,6H,489 e a mediana foi de 2. Os doentes com estado de hiperlipidemia apresentaram uma proporção elevada, ou seja, 98 (39,2%), em comparação com outras categorias. De acordo com Whaley-Connell *et al.*, estimou-se que a prevalência de hiperlipidemia entre a população com DRC nos EUA (1999-2004) era de 15,3%.

No presente estudo, a prevalência do estatuto socioeconómico do doente (média ± DP) foi de 3,64 ± 1,129 e a mediana foi de 4. O teste de proporção mostrou que 7 (2,8%) doentes da classe I, 17 (6,8%) da classe II, 51 (20,4%) da classe III, 74 (29,6%) da classe IV e 101 (40,0%) da classe V sofriam de DRC de diferentes estatutos socioeconómicos. Um estudo semelhante indica que a prevalência de 43 dos 50 doentes (86%) pertencia à classe social III, enquanto os restantes (14%) pertenciam à classe social IV (classificação modificada de BG Prasad) (Kulshrestha *et al.*, 1992). O baixo estatuto socioeconómico é um fator de risco independente para a progressão da DRC. Um estudo demonstrou que, em famílias com trabalhadores não qualificados, o risco de insuficiência renal crónica aumentava 110% em comparação com indivíduos que viviam em famílias em que pelo menos um membro era profissional (Ejerbald *et al.*, 2004).

CAPÍTULO 7

CONCLUSÕES:

O presente estudo ajuda a descobrir a situação ou condição atual entre o estatuto socioeconómico e os factores de risco entre os doentes com DRC. O estatuto dos doentes, incluindo o rendimento, a educação e os profissionais, tem geralmente afetado o estado da DRC. Existem vários factores de risco responsáveis pela DRC, como a idade, o sexo, o IMC (índice de massa corporal), os antecedentes familiares, a hipertensão, a diabetes mellitus, a doença glomerular (nefrite), os agentes nefrotóxicos (AINE, agentes de contraste e outros), a hiperlipidemia (com base no perfil lipídico), o aloenxerto e também com base na USG. Neste estudo, verificou-se que a DM e a HTN são mais comuns nos doentes com DRC ou, por outras palavras, a DM e a HTN são os factores de risco mais importantes da DRC. No nosso estudo, o teste de proporção da idade mostrou que a maioria dos doentes, ou seja, 123 (49,2%), era significativamente mais elevada num grupo etário de 51-60 anos do que noutros, o teste de proporção do IMC mostrou que a maioria dos doentes, ou seja, 124 (49,6%), era significativamente mais elevada no grupo de peso normal do que noutros, a maioria dos doentes com DM, ou seja

202 (80.8%) were suffered from diabetes mellitus-II, HTN-most of the patients i.e. 243 (97.2%) were suffered from HTN out of 250, hyperlipidemia some of the patients i.e. 98 (39.2%) were suffered from hyperlipidemia out of 250, USG basis nephrotoxic drugs Test of proportion showed most of the patient's i.O teste de proporção mostrou que a maioria dos doentes, ou seja, 36 (14,4%) AINE, 9 (3,6%) agentes de contraste e 13 (5,2) outros, utilizava medicamentos nefrotóxicos e, noutras condições, um menor número de doentes, ou seja, 67 (26,8%), sofria de outras doenças responsáveis pela DRC. O estatuto socioeconómico também desempenha um papel importante na DRC. Com base na educação, na profissão e nos rendimentos, talvez se possa melhorar a QV (qualidade de vida) dos doentes com DRC. De acordo com a escala de kuppu swami, estão divididos cinco tipos com base nos seus critérios, a saber

7 (2,8%) da classe I, 17 (6,8%) da classe II, 51 (20,4%) da classe III, 74 (29,6%) da classe IV e 101 (40,0%) da classe V, os doentes sofriam de DRC de diferentes estatutos socioeconómicos. São necessários esforços educativos para aumentar a sensibilização dos futuros profissionais para a prática clínica e as recomendações para os doentes com doença renal crónica.

Referências:

Adrogue HJ, Brensilver J e Madias. 1978. Changes in the plasma anion gap during chronic metabolic acid-base disturbances. *Fisiologia* 235: 91-97.

Agarwal SK e Dash SC. 2000. The spectrum of renal diseases in India in adults. *Journal of Association Physician of India* 48:594-600.

Badr KF e Ichikawa I. 1988. Insuficiência pré-renal: Uma mudança deletéria da compensação renal para a descompensação. *New England Journal of Medicine* 319:623-629.

Berg UB. 2006. Differences in decline in GFR with age between males and females. Dados de referência sobre a depuração de inulina e HAP em potenciais dadores de rim. *Nephrology, Dialysis, Transplantation* 21 (9):2577-82.

Bethesda e MD. 2007. USRDS. National Institutes of Health, *Instituto Nacional de Diabetes e Doenças Digestivas e Renais* 65(6):544-50.

Bhardwaj RL. 2001. Manual for socio-economic status scale. *National Psychological Corporation, Agra* 45(3):346-50

Brenner RM, Braunwald E, Fauci AS, Hauser SL, Longo DL, Jameson JL, eds e Harrison's Brenner BM. 2005. Adaptação à lesão renal. *Principles of Internal Medicine,* 16th Ed. Nova Iorque: McGraw-Hill 1639-1644.

Universidade Carlos. 2013. 1ª Faculdade de Medicina e Hospital Universitário Militar, Departamento de Medicina Interna, Praga, República Checa bSynlab Ltd. *Clínica de Nefrologia, Praga, República Checa* 59(8):210-20.

Chobanian, A.V. 2003. Comité Conjunto para a Prevenção, Definição, Avaliação e Tratamento da Pressão Arterial Elevada. *Hypertension* 42 (6):1206-1256.

Coresh J, Astor B C, Greene T, Eknoyan G e Levey A. 2003. Prevalence of chronic kidney disease and decreased kidney function in the adult US population (Prevalência de doença renal crónica e diminuição da função renal na população adulta dos EUA). *American Journal of Kidney Disease* 41(1): 1-12.

Drey N, Roderick P, Mullee M e Rogerson M. 2003. A population based study of the incidence and outcomes of diagnosed chronic kidney disease. *American Journal of Kidney Disease* 42: 677-684.

Ejerblad E, Fored CM, Lindblad P, Fryzek J, Dickman PW e Elinder CG. 2004. Association between smoking and chronic renal failure in a nationwide populationbased case-control study. *Journal of American Society of Nephrology* 15(8): 2178-2185.

Eknoyan G, Lameire N e Barsoum R. 2004. The burden of kidney disease. *International journal of kidney* 66: 1310-4.

Fine LG e Norman JT. 2008. A hipóxia crónica como mecanismo de progressão das doenças renais crónicas, da hipótese à nova terapêutica. *Kidney International 74:867-72.*

Gaurav RB, Samel DR e kartikeyan S. 2002. Community based study on hypertension in an urban area (Estudo comunitário sobre a hipertensão numa zona urbana). *Antiseptic 99 (6): 216-219.*

Geldine Chironda, e Busisiwe Bhengu. 2016. Factores que contribuem para a não adesão entre os doentes com doença renal crónica (DRC): *Uma revisão sistemática da literatura* 2(4):29.

Grundy SM. 2004. Obesity, metabolic syndrome, and cardiovascular disease (Obesidade, síndrome metabólica e doença cardiovascular). *Journal of Clinical. Endocrinology and Metabolism.* 89 (6): 2595-600.

Gutierrez OM, Farwell WR, Kermah D e Taylor EN. 2010. Racial Differences in the Relationship between Vitamin D, Bone Mineral Density and Parathyroid Hormone in the National Health and Nutrition Examination Survey. *Osteoporosis International.* 57(5):756-54.

Ichikawa I, Kiyama S e Yoshioka T. 1994. Renal antioxidant enzymes: their regulation and function. *Kidney International* 45.

J. Neumann, G. Ligtenberg, LI e Klein. 2004. Hiperatividade simpática na doença renal crónica: patogénese, relevância clínica e tratamento, *Kidney International* 65 1568-1576.

J. Passauer, F. Pistrosch, E e Bussemaker. 2005. A redução da vasodilatação dependente do endotélio induzida por agonistas na uremia é atribuível a uma deficiência do óxido nítrico vascular. *Journal of the American Society of Nephrology* 16(4): 959-965.

Jungers P. 1996. Incidência de insuficiência renal crónica relacionada com a idade e o sexo num centro urbano francês, 1 1 rth-IW A

Jungers P, Chauveau P, Descamps-Latscha B e Labrunie M, 1996. Incidência de insuficiência renal crónica relacionada com a idade e o sexo numa área urbana francesa. *Nehrology Dialysis Transplantation* 11(8): 1542- 1546.

Orientações de prática clínica para a doença renal crónica: Avaliação, classificação e estratificação. Kidney Disease Outcome Quality Initiative (Iniciativa para a Qualidade dos Resultados da Doença Renal). *American Journal of Kidney Disease* 106(4): 459-465.

KDIGO (Kidney Disease Improving Global Outcomes 2013). "KDIGO Clinical Practice Guideline for the Evaluation and Management of Chronic Kidney Disease" (Diretrizes de Prática Clínica KDIGO para a Avaliação e Gestão da Doença Renal Crónica). Kidney *International Supplement.* 3 *(1): 1-150.*

Kitiyakara, C. e Wilson. 1998. Antioxidantes para hipertensão. *Nephrol. Hypertens.* 7: 531- 538.

Kottgen A, Glazer NL e Dehghan A. 2009. Multiple loci associated with indices of renal fimction and chronic kidney disease. Nature Genetics 41(4):712-717.

Kulshrestha SP, e Day P. 1972. Socio-economic status scale (Urban) form-A, *National Psychological Corporation, Agra* 56 (4): 500-15

Kumar N, Shekhar C, Kumar P e Kundu AS. 2007. Escala do estatuto socioeconómico de Kuppuswamy. *Atualização para o Indian Journal Pediatrics* 74 (7): 1131-2.

Kuppuswamy B. 1981. Manual of Socioeconomic Status (urban) *Manasayan, Delhi* 20(6): 446-52.

Kushner FG, Hand M, Smith SC Jr e King SB III, 2009. ACC/AHA guidelines for the management of patients with ST-elevation myocardial infarction and ACC/AHA/SCAI guidelines on percutaneous coronary intervention a report of the American College of Cardiology Foundation/ American Heart Association Task Force on Practice Guidelines. Circulation 120(5): 2271-2306.

Kushner. 2007. Treatment of the Obese Patient (Contemporary Endocrinology). 74(2): 148- 57.

Lameire N, Van Biesen W e Vanholder R. 2006. The changing epidemiology of acute renal failure. *Prática Clínica Nacional de Nefrologia* 2(7): 364-377.

Lameire N. Kelly CJ e Neilson EG. 2005. A fisiopatologia da insuficiência renal aguda. *Critical Care Clinics* 21(4): 197-210.

Laura C. Plantinga, ScM, Kirsten L e Johansen. 2012. Lower Socioeconomic Status and Disability Among US Adults With Chronic Kidney Disease, Chronic Disease 20(9): 110-15.

Loretta Jackson Brown, MSN, RN, CNN, Patricia C. Clark, PhD, RN, FAAN, Karen e A. Armstrong. 2010. Identificação de Factores de Risco Modificáveis da Doença Renal Crónica por Sexo numa Coorte Afro-Americana de Síndrome Metabólica. 34(4): 879-80.

Lysaght MJ, J. Am e Soc. 2002. Dinâmica da população em diálise de manutenção: tendências actuais e implicações a longo prazo. *Nephrology* 13: 37-40.

Marit D. Solbu, Peter C. Thomson e Sarah Macpherson, 2015. O fosfato sérico e a privação social predizem de forma independente a mortalidade por todas as causas na doença renal crónica. *BMC Nephrology* 16(5): 194.

Martinez-Castelao; JL. Gorriz e J Bover. 2014. Documento de consenso para a deteção e gestão da doença renal crónica. Nephroligia *34(2):243-62.*

Nayak HK. 2011. Prevalência de diabetes tipo 2 na população urbana de Ahmedabad. *Gujarat. Indian Journal of Medical Specialties* 2(2): 101-105.

Nguyen-Khoa, T., Massy, Z.A., Witko-Sarat, V e Canteloup. 1999. A lipoproteína de baixa densidade oxidada induz a explosão respiratória dos macrófagos através da sua porção proteica. *Comunicação sobre Investigação Bioquímica e Biofísica* 263: 804-809.

O'Hare AM. 2007. A idade afecta os resultados da doença renal crónica. *Journal of American Sociedade e Nefrologia* 18(10):2758-65.

Pandey RN, Kapoor SD e Singh RN. 1970. Socioeconomic status questionnaire (urban), *psychology- Centre, New Delhi* 45(5): 450-54

Parikh U e Trivedi G. 1964. Manual of socio-economic status scale (Rural), *Manasayan, and Delhi* 45(5):23-25.

Pruchnicki MC e Dasta JF.2002. Insuficiência renal aguda em pacientes hospitalizados: *Parte I. Annals of Pharmacotherapy* 36:1261-1267.

Rahman, M., W. Yang, S. Akkina, A. Alper, A. H. Anderson. 2014. Relação de lípidos séricos e lipoproteínas com a progressão da DRC: O estudo CRIC. *Jornal Clínico da Sociedade Americana de Nefrologia* 45(9): 1190-1198.

Rahul Kar WB. 1960. A scale for measuring socio-economic status of Indian farm families. *College Magzine* 23(7): 34-35.

Rakesh Kapoor, Raj Kumar Sharma e Aneesh Srivastava. 2015. Socioeconomic rehabilitation of successful renal transplant patients and impact of funding source (Reabilitação socioeconómica de doentes com transplante renal bem sucedido e impacto da fonte de financiamento). *Jornal Indiano de Urologia.* 31(3): 234-239.

Redmon JH, Elledge MF, Womack DS, Wickremashinghe R e Wanigasuriya KP. 2014. Perspectivas adicionais sobre a doença renal crónica de etiologia desconhecida (CKDu) no Sri Lanka, lições aprendidas com o estudo de prevalência da população de CKD da OMS. BMC *Nephrology* 5(7):605-10.

Remuzzi G, e Bertani T. 1998. Fisiopatologia das nefropatias progressivas. *New England Journal of Medicine* 339(6): 1448-1456.

Remuzzi G, Ruggenenti P e Perico N. 2002. Doenças renais crónicas, benefícios renoprotectores da inibição do sistema renina-angiotensina. *Annal International Medicine* 136(5):604-615.

Samak M, Levey A, e Schoolwerth A. 2003. Kidney disease as a risk fator for the development of cardiovascular disease: a statement from the American Heart Association Councils on Kidney in Cardiovascular Disease, High Blood Pressure Research, Clinical Cardiology, and Epidemiology and Prevention. *Circulation* 108(3):2154-2169.

Schlondorff DO. 2008. Overview of factors contributing to the pathophysiology of progressive renal disease (Visão geral dos factores que contribuem para a fisiopatologia da doença renal progressiva). *Kidney International* 74(8):860-6.

Schrier R. 2007. Diseases of the Kidney and Urinary Tract (Doenças do Rim e do Trato Urinário). *Lippincott, Philadelphia* 34(57): 344-45.

Segerer S, Kretzler M e Strutz F. 2007. Mechanisms of tissue injury and repair in renal diseases 45(7):465-70.

Sica DA e Schoolwerth AC. 2000. Manipulação renal de aniões e catiões orgânicos. *Excreção de ácido úrico.* 680-700.

Sidy Mohamed Seek, Dominique Doupa e Lamine Gueye. 2014. Prevalência da Doença Renal Crónica e Factores Associados nas Populações Senegalesas: *Um estudo de base comunitária em Saint-Louis* 56(5):342-45.

Srivastava GP. 2004. Socio-economic status scale (Urban). *National Psychological Corporation, Agra* 6(3):534-36.

Stein I. Hallan, Josef Coresh, Brad C e Astor. 2004. International Comparison of the Relationship of Chronic Kidney Disease Prevalence and ESRD Risk (Comparação Internacional da Relação entre a Prevalência da Doença Renal Crónica e o Risco de DRS). *Nephrology* 17: 2275-2284.

Stevens LA, Coresh J, Greene T e Levey AS. 2006. *Assessing kidney function Measured and estimated glomerular filtration rate (Avaliação da função renal: taxa de filtração glomerular medida e estimada). New England Journal of Medicine 354(23):2473-2483.*

Strutz FM. EMT e proteinúria como factores de progressão. *Kidney International 6(4):425.*

Thakar CV, Christianson A, Himmelfarb J e Leonard AC. 2011. Episódios de lesão renal aguda e risco de doença renal crónica na diabetes mellitus. *Jornal Clínico da Sociedade Americana de Nefrologia* 6(11):2567-72.

Toborek M, Wasik T e Drozdz M. 1992. Effect of hemodialysis on lipid peroxidation and antioxidant system in patients with chronic renal failure. *Metabolism* 34(8):887-880.

Uchino S, Kellum JA e Bellomo R, 2005. Acute renal failure in critically ill patients. Amultinational, *multicenter study* 294(6):813-818.

Venkata chalam.J, Murugan N, Abraham SB e Zile Singh. 2012. Prevalência de Factores de Risco para a Doença Renal Crónica numa Área Costeira de Tamil Nadu, Sul da Índia. *Jornal de Ciências Médicas e Dentárias* 45(2):29-33.

Whaley-Connell AT, Sowers JR e Stevens LA. 2008. CKD in the United State. *American Journal of Kidney Disease* 51 (7): 13-20.

White WB, Weber MA e Schiffrin EL. 2014. Diretrizes de prática clínica para o manejo da hipertensão na comunidade: uma declaração da Sociedade Americana de Hvnertensão e do International Sncietv of Hvnertensinn *Journal of Clinical*

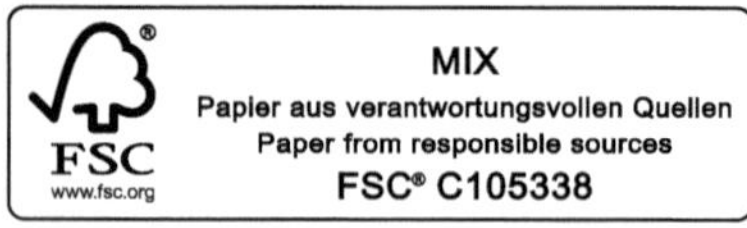

Printed by Books on Demand GmbH, Norderstedt / Germany